AF299229

De l'aspect velvétique

DE

L'ESPACE INTERARYTENOÏDIEN

ET

De sa valeur diagnostique dans la Phymie laryngée

PAR

François BREBION

Docteur en médecine

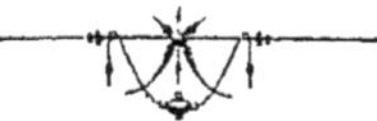

LYON

IMPRIMERIE A. WALTENER ET Cie

14, Rue Belle-Cordière, 14

1882

Td 92
171

De l'aspect velvétique

DE L'ESPACE INTERARYTENOÏDIEN

ET

De sa valeur diagnostique dans la Phymie laryngée

Td 92
171

De l'aspect velvétique

DE

L'ESPACE INTERARYTENOÏDIEN

ET

De sa valeur diagnostique dans la Phymie laryngée

DÉPÔT LÉGAL
Rhône
n° 321
1882

PAR

FRANÇOIS BREBION

Docteur en médecine

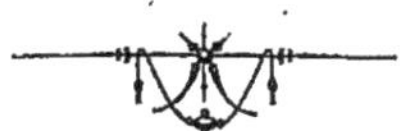

LYON

IMPRIMERIE A. WALTENER ET Cie

14, Rue Belle-Cordière, 14

—

1882

INTRODUCTION

**De l'aspect velvétique de l'espace interaryte-
noïdien et de sa valeur diagnostique dans
la phymie laryngée.**

Sous le nom d'aspect velvétique on entend
de petites saillies très rapprochées les unes des
autres, quelquefois blanchâtres, d'autres fois
plus ou moins colorées, offrant une certaine
ressemblance avec le velours d'Utrech. Cette
ressemblance n'est pas toutefois absolue; et
sous le nom d'aspect velvétique il faut com-
prendre cet aspect verruqueux de la glotte inte-
rarytenoïdienne si fréquent, comme nous allons
le voir, dans la phymie laryngée.

Ces villosités occupent la face postérieure
du larynx, espace libre compris entre les deux

arytenoïdes. Pour les apprécier facilement il faut les observer au moment où le malade, après avoir émis un son, écarte légèrement les cordes vocales pour pouvoir respirer. C'est dans le demi écartement des cordes vocales qu'il est plus facile de saisir l'aspect velvétique.

Les lésions laryngées diathésiques ont souvent à un certain moment de leur évolution de telles ressemblances entre elles qu'il est impossible, sans les commémoratifs et des signes généraux, de différencier ces affections. C'est cette difficulté de diagnostic qui fait dire à MM. Peter et Khrisaber parlant de la phymie laryngée, dans le dictionnaire encyclopédique : Une laryngite grave ulcéreuse étant reconnue à l'aide de l'examen attentif des symptômes et de l'investigation laryngoscopique, on ne pourra affirmer que cette laryngite est d'origine tuberculeuse. Elle n'est en un mot une phtisie laryngée que si l'exploration de la poitrine est venue révéler l'existence de tubercules dans le poumon. »

Mais si on réfléchit que dans bon nombre de cas ces commémoratifs et ces signes généraux peuvent manquer ; que chez un tuberculeux on aura une lésion laryngée très-intense sans aucun signe stethoscopique du côté des poumons ; qu'un syphilitique porteur d'une affection du larynx pourra dissimuler ses antécédents, ou quelquefois même les ignorer tout à fait ; on comprendra l'utilité de découvrir par le seul miroir laryngien un signe certain permettant d'établir un diagnostic précis entre les différentes affections de l'organe de la voix.

A ce point de vue le laryngoscope a déjà rendu à la pathologie des services incontestables. Un malade est atteint d'aphonie, on essayera tous les traitements : inhalations, pulvérisations, traitements généraux de toutes sorte, rien n'agira. Le laryngoscope établira l'absence de toute lésion des cordes ou de l'infundibulum laryngien et fera déceler soit une névrose, soit, en interprétant la paralysie des cordes vocales, une lésion extra-laryngée agissant indirectement sur le larynx. De ce groupe seront les anévrysmes de l'aorte, des adenopathies brochiques comprimant les récurrents, etc.

Par le laryngoscope on a pu diagnostiquer des tumeurs cérébrales produisant l'aphonie en raison de leur siége au niveau du pneumogastrique ou du spinal. Dans un autre ordre de faits le laryngoscope a fait reconnaître l'existence d'une syphilis ancienne.

Ce même instrument ne pourrait-il pas aussi nous révéler la présence du tubercule dans l'organisme ? C'est ce point que nous allons étudier :

Tous les auteurs sont d'accord que l'inflammation dans la phymie laryngée affectionne les parties postérieures de larynx. Tous ont décrit la coloration rouge franchement inflammatoire de cette affection, la pâleur des muqueuses pharyngo-laryngées, et enfin les ulcérations multiples siégeant de préférence sur les cordes vocales inférieures, auxquelles elles donnent un aspect en forme de dents de scie décrit sous le nom d'aspect serratique. Mais tous ces signes ne se montrent pas toujours avec la même régularité; les uns font défaut dans la majorité des cas, et tous les médecins s'occupant de laryngoscopie se sont vus souvent fort embarrassés pour établir un diagnostic.

On a voulu faire jouer un rôle, dans le diagnostic des affections de l'organe de la voix, à cet aspect velvétique dont j'ai parlé au début de mon introduction. Mais cette opinion a trouvé de nombreux contradicteurs. De nos jours à peu près tous les ouvrages s'occupant des affections laryngées, citent l'aspect velvétique, mais tous n'accordent pas à ce signe la même valeur diagnostique. Les uns ne la citent que pour mémoire et n'y attachent aucune importance. D'autres au contraire avouent qu'elle existe constamment dans la phymie laryngée, mais qu'on ne peut trop s'y arrêter, attendu qu'il est aussi l'apanage des affections

laryngées de l'arthritisme ou|herpétisme. Enfin
pour un petit nombre c'est un signe infaillible
révélant la présence de l'affection tuberculeuse.

Au milieu de ces opinions si diverses, il m'a
paru intéressant d'essayer quelques recherches
sur ce point en litige de la pathologie du
larynx, et de voir le plus ou moins d'importance qu'il est permis d'accorder à la présence,
dans l'organe producteur de la voix, de l'aspect velvétique.

Je me poserai d'abord trois questions :

I. L'aspect velvétique de l'espace inter-aryténoïdien existe-t-il toujours dans la phymie
laryngée ?

II. Cet aspect velvétique n'existe-t-il que dans
la phymie laryngée ?

III. Existe-t-il des caractères différentiels
entre l'aspect velvétique de la phymie et de
l'arthritisme ?

Ces trois questions constituent autant de
chapitres. Je dirai ensuite quelques mots de
l'anatomie pathologique de ces villosités et je
passerai aux conclusions.

Mais qu'il me soit permis, avant d'entrer en
matière, d'adresser tous mes remerciements à
MM. les professeurs Schrœtter et Van Schnit-
zler, mes illustres maîtres à l'Université de
Vienne.

Que M. le professeur Lépine veuille bien agréer toute l'expression de ma reconnaissance pour la bienveillance dont il ne s'est jamais départi à mon égard, dans le cours de mes études.

Toute ma gratitude à MM. Fauvel, Cadier et Coupar, de Paris, pour l'empressement qu'ils ont mis à me communiquer bon nombre de leurs observations personnelles·

CHAPITRE I

___

**L'aspect velvétique de l'espace interaryté-
noïdien existe-t-il toujours dans la phymie
laryngée ?**

Il ne faut pas remonter bien haut dans l'histoire de
la médecine pour trouver une description de la
phtisie laryngée.

Les anciens médecins la connaissaient à peine et il
n'en est pas fait mention dans les écrits des médecins
arabes.

Il faut arriver à Vesale pour trouver quelque chose
sur cette affection. Théophile Bonnet, de Genève,
publie des observations d'autopsie faites par Marc-
Aurèle Sèverin, dans lesquelles observations il est
fait mention d'ulcères. Baumes, Portal, Desault
reconnaissent et affirment que la phymie laryngée
peut exister sans lésions pulmonaires, mais les seules

altérations qu'ils constatent sont des ulcérations multiples de la muqueuse du larynx. Nous arrivons jusqu'en l'an X pour trouver une description pouvant être interprétée comme aspect velvétique. A cette époque nous trouvons dans la thèse de Saurée (1) une observation d'Antonius dans laquelle ce médecin dit avoir remarqué une autopsie de laryngite tuberculeuse où les cartilages aryténoïdes étaient tellement augmentés de volume qu'ils gênaient la respiration (obs. X). Ni Thomann, ni Baillie, ni Marc-Antoine Petit qui fit de la phtisie laryngée le sujet de sa thèse inaugurale devant la faculté de Montpellier, ni Bonnet de Genève (2), ni Cruveilher (3) ne parlent de l'aspect velvétique, mais tous font mention des ulcères du larynx. En 1806 Laignelet (4) publie une observation d'un malade mort de phymie, à l'autopsie duquel on trouva les poumons adhérents aux côtes, des cavernes multiples dans les deux poumons et des ulcérations dans le larynx. De plus il existait des tumeurs ulcérées entre les aryténoïdes (obs. VIII). En 1816 Lépine, dans une thèse devant la faculté de Paris, dit avoir rencontré à l'autopsie d'un phymique une tumeur de la grosseur d'une noisette entre les aryténoïdes. Il attribue cette tumeur à de l'infiltration. Papillon 1821 ne mentione pas l'aspect velvétique. On n'en trouve pas trace dans les observations de la thèse de Pravaz 1824. Borsieri (5) 1826 n'en fait

(1) *Recherches sur la phtisie laryngée.* Thèse. Paris 1808.
(2) *Sepulchretum* † 1 p. 766.
(3) *Anatomie pat.* 1816.
(4) Thèse de Paris.
(5) Institut med. p. 1826.

pas non plus mention et l'ouvrage important de Cayol est tout aussi muet sur ce point.

Le fameux mémoire de MM. Trousseau et Belloc 1837, mémoire couronné par l'académie nous offre un exemple d'aspect velvétique dans l'observation III. C'est M. Stassin, chef des huissiers de la chambre des députés, qui meurt de phymie laryngée et chez qui on trouve une tumeur de la grosseur d'une aveline occupant l'espace interaryténoïdien. Cette tumeur était couverte d'aspérités longues d'une ligne à deux, sa couleur était celle de la membrane du larynx et de la trachée-artère. Le scalpel incisa cette tumeur très-facilement sans produire le moindre bruit. Andral a vu aussi pareilles végétations et dans le même point. M. Barth dans son Cours à la Faculté de Paris 11 août 1843, s'exprimait ainsi : J'ai vu à la base du cartilage aryténoïde gauche plusieurs petits points déposés soit dans l'épaisseur, soit au-dessous de la membrane muqueuse. Déjà, avant l'apparition du laryngoscope, l'école Allemande avait constaté la présence dans le larynx de petits amas situés dans l'espace inter-aryténoïdien. Amas qui pour Rokitansky et toute l'école allemande étaient tuberculeux. La découverte du laryngoscope (1857) va jetter un nouveau jour sur cette question. Il va pouvoir être possible de suivre de visu à l'aide du miroir les différentes lésions du larynx pendant le cours des maladies de cet organe.

Jusque là les seules observations du larynx ne pouvaient avoir lieu que post mortem. On comprend sans peine combien elles devaient être incomplètes. Après la mort, en effet combien de phénomènes ont disparu.

Plus de trace de rougeur, seules les ulcérations persistent, toutes les transformations survenues dans le courant de la maladie ne peuvent être vues. Aussi, avant la découverte du laryngoscope, les sujets examinés seulement lorsque le larynx avait subi toutes les périodes de l'inflamation ne pouvaient-ils présenter que les lésions ultimes de la maladie, c'est-à-dire les ulcérations. Ce n'est qu'à de rares intervalles que le travail ulcératif encore non achevé au moment de la mort a permis encore de trouver quelques traces de l'aspect velvétique. Aussi est-il logique de croire que si l'aspect velvétique a fait défaut dans un si grand nombre d'autopsies c'est que les végétations qui le constituent avaient fait place dans le courant de la maladie à des ulcérations.

Cette opinion paraît d'autant plus soutenable que du jour où le laryngoscope a été employé dans l'étude de la phymie laryngée nous trouvons l'aspect velvétique décrit à peu près par tous les auteurs qui ont abordé cette question.

Tobold (Berlin 1866) rencontre cet aspect même chez un sujet n'ayant aucune lésion pulmonaire. Le porteur de ces végétations revu par lui quelque temps après, présentait des signes manifestes de tuberculose pulmonaire. Un cas analogue est observé par Mandl.

Toutes les phymies laryngées primitives, dit-il, que j'ai observées dès leur apparition, ont présenté à la face antérieure de la partie postérieure du larynx des végétations primordiales plus ou moins nombreuses, de grandeur différente, de la couleur de la muqueuse voisine, ou plus pâles, ayant la plus grande analogie avec les végétations syphilitiques en crête de coq. »

Cet auteur signale un exemple analogue à celui cité par Tobold.

C'est celui d'un homme en bonne santé ayant simplement de la raucité de la voix. L'examen laryngoscopique fit voir des végétations polypodes dans l'espace inter-aryténoïdien, sans aucune inflammation ni ulcération. On ne rencontra, par l'examen le plus minutieux aucune trace de tubercule, ni de syphilis. Cependant Mandl soumit le malade au traitement anti-syphilitique qui ne produisit aucun effet. Une année après cet examen le malade se représentait mais cette fois porteur d'accidents tuberculeux du côté du poumon, et d'ulcérations nombreuses dans l'infundibulum laryngien, ulcérations qui finirent par détruire les végétations.

Mandl ajoute qu'il a rencontré aussi l'aspect velvétique dans la phymie laryngée secondaire. Déele (1) (1872) fait de l'aspect velvétique de l'espace interaryténoïdien et de la rougeur des cordes les signes diagnotiques de la période catarrhale dans la phymie laryngée. Il parle aussi de la facilité de prendre ces villosités pour des polypes et des dangers qu'il y aurait à les arracher. MM. Khrisaber et Peter, dans leur article du dictionnaire citent aussi ces végétations de la phymie du larynx. Nous trouvons l'aspect velvétique décrit aussi bien chez les auteurs étrangers que chez nous. Schrœtter à Vienne, Heinze à Leipzig en font mention.

(1) Thèse de Paris.

« ... Quant à la commissure postérieure dans la phymie laryngée, dit Isambert dans ses cliniques, elle présente souvent un aspect velvétique très-marqué. »

M. Cadier, élève d'Isambert, s'exprime ainsi dans son traité de laryngoscopie et de laryngologie: « Après les cordes vocales c'est la commissure postérieure qui est le siège le plus fréquent de la rougeur dans la phymie du larynx. Et comme sur ce point le tissu cellulaire sous-muqueux est moins serré que sur les cordes vocales, la rougeur s'accompagne ordinairement d'un gonflement et d'un léger œdème inflammatoire. La commissure postérieure devient alors le siège d'un symptôme nouveau et particulier à cette région. C'est l'aspect velvétique. »

En 1878, devant la faculté de Paris, M. Pellan soutint dans sa thèse que, parmi les symptômes de la période épithéliale et catarrhale de la phymie laryngée, il faut mettre la pâleur des téguments et l'aspect velvétique de l'espace interaryténoïdien. Il appuie son affirmation par un grand nombre d'observations, dans lesquelles on trouve l'aspect velvétique. Nous publions au hasard quelques-unes de ces observations.

OBSERVATION I (Thèse de M. Pellan)

La nommée S... Marie, âge 31 ans, blanchisseuse, est malade depuis deux mois. Elle se plaint de la gorge dont elle a déjà souffert il y a 3 ans. Depuis deux mois elle tousse fréquemment, surtout la nuit. A l'examen de la poitrine on trouve à droite de l'expiration prolongée et de la rudesse de l'expiration ; à gauche on trouve des craquements fins et la malade se plaint en arrière et en avant de la poitrine de douleurs assez fortes.

Expectoration nulle.

Voix un peu voilée, muqueuse décolorée, sur ce fond pâle on voit se dessiner de petites arborisations vasculaires qui font ressortir la teinte anémique de la muqueuse. L'épiglotte et les éminences aryténoïdes sont un peu rouges, les bandes ventriculaires œdématiées, ulcérations et végétations des deux cordes vocales, la gauche est immobile et ne se rapproche pas de la droite. Elle est épaissie et en partie détruite dans le sens de sa longueur, enfin on trouve un léger aspect velvétique de la commissure postérieure.

OBSERVATION II (Thèse de M. Pellan)

Le nommé L... Charles, garçon de magasin, 38 ans, souffre depuis le 5 août 1877 d'une toux quinteuse fréquente, surtout la nuit. Il vient demander des soins le 16 mai.

La toux est fréquente, l'expectoration abondante, on trouve au sommet du poumon droit, en arrière, de la submatité, de l'expiration prolongée et des craquements.

Au laryngoscope on trouve de la rougeur de la partie postérieure des cordes vocales et de l'aspect velvétique de la commissure postérieure.

Le 24 mai. Le larynx va mieux ; il ne reste qu'un peu d'œdème et de l'aspect velvétique de la commissure postérieure.

OBSERVATION III (thèse de M. Pellan).

Le nommé T... Jules, âgé de 45 ans, cocher, se présente à la clinique le 21 novembre 1877. Il se plaint de tousser fréquemment. Il a maigri et perd ses forces. L'expectoration est très abondante et la voix un peu enrouée. Matité aux deux sommets, soufflé et gargouillement à gauche, craquements à droite.

Au laryngoscope on trouve l'épiglotte gonflée par l'œdème, rouge et présentant un aspect granuleux très prononcé sur la face laryngienne. Il n'y a pas d'ulcérations des bords. De plus il y a de l'œdème des éminences arytenoïdes et la corde vocale gauche est très ulcérée à sa partie moyenne. Il y a aussi de l'aspect velvétique de la commissure postérieure.

OBSERVATION V (thèse de M. Pellan).

Le nommé Fl... Célestin, tousse depuis 10 ans. Il a eu une hémoptysie il y a huit ans, depuis lors il s'enrhume facilement. On trouve de la matité, du soufflé et des craquement humides au sommet gauche, un peu de submatité en arrière. On trouve une pharyngite sèche avec des crachats adhérents. A l'épiglotte une ulcération marginale légère du côté droit, aux éminences aryténoïdes, de l'œdème. Les cordes vocales présentent de l'épaississement et des ulcérations marginales ayant l'aspect serratique. A la commissure postérieure se trouve de l'aspect velvétique et une petite excroissance à double boule.

3 Avril. — Cordes vocales devenues blanches. Aspect velvétique persiste.

OBSERVATION VI (thèse de M. Pellan).

Le nommé L. Auguste, âgé de 20 ans, est malade depuis le mois de janvier 1877. Il a maigri et perdu ses forces. Il est très essoufflé. La toux est fréquente, l'expectoration abondante.

A l'examen de la poitrine on trouve au sommet droit et en arrière de la submatité, des craquements fins et de l'expiration prolongée.

La voix est enrouée depuis un an. Au laryngoscope on trouve des granulations sur le pharynx, de la rougeur de l'épiglotte et des bandes ventriculaires, un peu d'œdème des éminences aryténoïdes, de la rougeur et du gonflement des cordes vocales. A la commissure postérieure, on trouve de l'aspect velvétique avec un petit polype du côté droit. Ce polype ne paraît être qu'une exagération de l'aspect velvétique.

Un médecin du Mont Dore, M. le docteur Joaël (1) décrit l'aspect velvétique ainsi que la rougeur en plaque et la décoloration des téguments comme un des symptômes de l'affection tuberculeuse du larynx.

M. le docteur Fauvel dans sa clinique signale à chaque instant chez les nombreux phymiques se présentant à lui avec des manifestations du côté du larynx cet aspect végétant particulier. Pour ma part ayant eu l'occasion d'étudier fréquemment la phymie laryngée j'ai recueilli un certain nombre d'observations que je joins à celles qui m'ont été communiquées.

(1) *Des lésions du larynx chez les tuberculeux et de leur traitement.*

OBSERVATION I (communiquée par M. le docteur Cadier).

Le nommé L..., homme de peine, se présente à la clinique de M. Cadier, le 15 mars 1878, porteur d'une affection laryngée. Cet homme n'a aucun antécédent héréditaire.

En 1877, ce malade a commencé à cracher du sang ; depuis, il n'a pas perdu sensiblement ses forces. Il a conservé bon appétit et il est atteint d'une toux fréquente, surtout la nuit.

Examiné le 15 mars 1878, il présente au sommet droit en arrière des craquements et un peu de submatité.

A l'examen laryngoscopique on remarque de la rougeur de la partie postérieure des cordes vocales.

3 Avril 1878. — Au laryngoscope cordes vocales encore un peu rouges et épaissies.

20 Avril. — Au niveau de la commissure postérieure il y a comme une élevure blanchâtre postérieure due à de l'œdème.

29 Mai. — Commissure postérieure présente un aspect velvétique dont les élevures persistent même dans la tension de la muqueuse.

Septembre 1879. — Aspect velvétique persiste. Râles à droite et à gauche.

4 Octobre. — Aspect velvétique. Pharyngite sèche ; un peu de desquamation épithéliale des cordes vocales.

16 Janvier 1882. — Aspect velvétique très marqué ; cordes vocales rosées sur les bords ; un peu de gonflement à la partie postérieure.

20 Mars 1882. — Aspect velvétique ; craquement aux deux sommets.

OBSERVATION II (communiquée par M. le docteur Cadier).

D... (Anatole), âge 18 ans, profession charcutier.

Il y a 18 mois que ce jeune homme a commencé à tousser. Sa toux était fréquente, quinteuse et beaucoup plus fréquente la nuit que le jour. Elle s'accompagna de sueurs nocturnes et de quelques hémoptysies. Il y a un an il sentit une douleur légère à la gorge et vit sa voix se voiler.

Le 27 mars je l'examine ; il présente des craquements très manifestes aux deux sommets. Les sueurs nocturnes persistent toujours, mais pas d'hémoptysies.

Au laryngoscope. On trouve de l'aspect velvétique et de la rougeur des cordes vocales inférieures. Cet aspect velvétique est surtout plus marqué à droite.

OBSERVATION III (communiquée par M. Fauvel).

Mademoiselle R..., âge 35 ans, demoiselle de magasin. A toujours eu une bonne santé jusqu'en 1876. Elle n'a aucun antécédent tuberculeux dans sa famille. Dans l'année ci-dessus indiquée elle fut atteinte pendant l'hiver d'une bronchite très tenace. Cette bronchite s'accompagna d'hémoptysies, de points de côté et de sueurs nocturnes. La toux était fréquente, surtout la nuit, de plus elle était quinteuse. La bronchite s'est un peu améliorée par un traitement à l'huile de foie de morue créosotée. Au mois de janvier 1882, cette personne perdit tout à coup la voix. Ce phénomène s'accompagnait d'une sensation de cuisson à la gorge. De plus les transpirations nocturnes ont reparu plus abondantes et des hémoptysies légères se montrent parfois. Au mois de mars, à la date du 19, elle vient se présenter à la clinique.

Craquements dans toute la hauteur du poumon gauche; à droite, craquements au sommet.

Au laryngoscope : Nous trouvons de la rougeur des cordes vocales inférieures. Elles ont perdu leur aspect nacré, mais ne présentent pas d'ulcérations. Pâleur de la muqueuse pharyngolaryngée. Aspect velvétique très prononcé.

OBSERVATION IV (clinique du professeur Schrœtter).

Walter T..., employé de commerce, âge 32 ans. Bonne santé antérieure. Nie tout antécédent tuberculeux dans sa famille. En 1880 a eu une pleurésie à droite. Cette maladie a été très rebelle. Elle a duré longtemps. Elle a été suivie d'hémoptysies et de sueurs nocturnes. En novembre 1880 perte subite de la voix.

Souffle caverneux à droite, craquement dans toute la partie inférieure du poumon. A gauche quelques bouffées de râles au sommet, résonnance de la voix.

Au laryngoscope : Cordes vocales un peu rouges mais sans ulcérations ; espace interaryténoïdien présentant un aspect velvétique exagéré.

OBSERVATION V (communiquée par M. Coupar).

M..., emballeur, âgé de 38 ans, malade depuis une année. Ce malade, à la suite de refroidissements successifs, a craché du sang et a commencé à tousser beaucoup.

La toux est quinteuse et plus fréquente la nuit que le jour. Des sueurs nocturnes profuses fatiguent aussi le malade.

Il y a un mois seulement que sa voix lui a manqué tout à fait.

L'examen de la poitrine révèle à droite et au sommet, dans les deux fosses sus et sous épineuses, de la matité.

Râles piolants et craquements multiples à l'auscultation de ce côté. A gauche rudesse de la respiration.

Le larynx présente des ulcérations des cordes vocales et a un aspect velvétique très marqué.

OBSERVATION VI (M. Coupar).

S..., journalier, âgé de 37 ans, a eu un rhume il y a un an et a perdu la voix en même temps. Transpirations nocturnes abondantes, pas d'hémoptysies, amaigrissement considérable et perte de force. Point de côté à gauche. Toux fréquente et expectoration abondante. Craquement dans toute la moitié supérieure du poumon gauche. Aspect serratique des cordes vocales et aspect velvétique de l'espace interaryténoïdien.

OBSERVATION VII (M. Coupar).

N..., âgé de 24 ans, employé de commerce, est malade depuis un an. Ses parents ont toujours joui d'une santé excellente. Cependant le malade a un frère atteint de la même affection que lui.

La maladie chez notre homme a débuté par une hémoptysie et de la toux. Cette toux a persisté et même s'est accrue.

Le sujet a maigri beaucoup; il a perdu ses forces et se sent affaibli par des transpirations nocturnes. La toux est surtout fréquente au réveil et s'accompagne d'une légère expectoration.

A la percussion matité légère à gauche, craquements multiples de ce côté. Rien à droite.

Cordes vocales indemnes, mais aspect velvétique manifeste de l'espace interaryténoïdien.

OBSERVATION VIII (recueillie à la polyclinique de Vienne).

Hang (Emile), armurier mécanicien, habitant Vienne, âge 41 ans, a eu il y a trois ans des hémoptysies. C'est un homme très fort et très robuste. Ces hémoptysies s'accompagnent d'une toux intense qui a persisté jusqu'au 29 mars 1882, époque à laquelle le sujet a été examiné. Ce malade a des sueurs nocturnes et depuis 18 mois il a perdu la parole.

Craquements nombreux aux deux sommets, hémoptysies fréquentes et abondantes.

Aspect serratique des cordes vocales et aspect velvétique très marqué.

OBSERVATION IX (clinique du professeur Schrœtter).

Bœrmann (Adalbert), âge 40 ans, profession couvreur, a eu des hémoptysies il y a 3 ans. A perdu la voix depuis 2 ans. Sueurs nocturnes abondantes. En mars 1882 on trouve des craquements à droite au sommet et rien à gauche. Le laryngoscope montre une rougeur générale du larynx et un aspect velvétique très marqué.

OBSERVATION X (Polyclinique de Vienne).

Rocher (Frédéric), âge 32 ans, journalier, a perdu la voix en novembre 1881. Il a eu une pleurésie il y a dix ans. En a eu

une autre il y a deux ans. Cette dernière lui a duré un mois ;
depuis il a toujours toussé.

Râles à droite, au sommet, quelques hémoptysies. Pas de
sueurs nocturnes.

Gonflement de l'espace interaryténoïdien avec aspect velvétique exagéré.

OBSERVATION XI (polyclinique de Vienne).

Madame B... (Louise), âge 25 ans, profession ménagère, a
eu une bronchite il y a 6 ans. Cette bronchite s'accompagna de
points de côté et d'hémoptysies très rebelles et très abondantes.

Actuellement, mars 1882, transpirations nocturnes et laryngite durant depuis 4 mois.

Râles dans toute la hauteur du poumon gauche, craquement
dans toute la partie supérieure droite.

Rougeur des cordes vocales inférieures. Aspect velvétique très
prononcé. Anémie du voile du palais et de la région pharyngolaryngée ; pas d'ulcérations.

A ces observations déjà nombreuses il me serait
facile d'en joindre d'autres en nombre encore plus
considérable. Mais j'ai cru plus utile de m'adresser
à la statistique et de voir dans combien de cas de
phymie laryngée cet aspect particulier décrit sous le
nom d'aspect velvétique pouvait être rencontré.

Mon pointage a été opéré dans trois cliniques. 1° à
Vienne, chez le professeur Schrœtter ; 2° à la clinique libre de M. le docteur Cadier, à Paris ; 3° enfin
chez M. le docteur Fauvel.

Voici les résultats auxquels je suis arrivé.

Sur 100 malades manifestement tuberculeux exarminés à la clinique du professeur Schrœtter l'aspect velvétique faisait défaut seulement 6 fois.

Sur un nombre de 200 phymiques ayant des lésions laryngées, examinés par le docteur Cadier, 182 présentaient l'aspect velvétique. Chez 8 l'espace interaryténoïdien ne pouvait être vu, grâce à un gonflement trop considérable de toute la muqueuse de l'infundibulum laryngien. Chez 6 autres il n'y avait que des ulcérations multiples, la maladie étant très avancée et ayant probablement par suite détruit cet aspect particulier. Chez 4 autres l'aspect velvétique ne se rencontre pas, sans qu'aucune cause puisse expliquer cette absence.

A la clinique de M. Fauvel 65 malades atteints de phymie laryngée, ayant été soumis à un pointage, l'aspect velvétique n'a fait défaut qu'une seule fois. Encore le sujet examiné supportait-il difficilement l'application du miroir laryngien et l'observation ne pouvait-elle être que très superficielle et par suite peu concluante.

Après avoir passé en revue différentes observations de phymie laryngée et les avoir trouvées toutes concluantes en faveur de l'existence de l'aspect velvétique dans cette affection, après avoir obtenu par la statistique des résultats tout aussi concluants, je crois ne pas être trop osé en disant que la présence de l'aspect velvétique dans l'espace interaryténoidïen est la règle dans la phymie laryngée.

CHAPITRE II

L'aspect velvétique n'existe-t-il que dans la phymie laryngée ?

Le larynx, en dehors de la phymie de cet organe, peut devenir le siège d'un assez grand nombre de végétations dues à des causes diverses. Mais le plus ordinairement le lieu d'élection de ces villosités n'est pas l'espace compris entre les aryténoïdes ; seuls l'arthritisme ou l'herpétisme présentent en ce dernier point un aspect velvétique très manifeste.

On trouve bien dans les auteurs une observation dans laquelle l'aspect velvétique existait dans le cours d'une syphilis laryngée(Péronne et Isambert), mais ce cas est une exception ; le plus ordinairement les végétations produites dans le courant de cette maladie siègent sur les aryténoïdes et les cordes vocales,

L'observation de M. Péronne et Isambert n'est pas la seule qui décrive l'aspect velvétique chez un syphilitique, il en est une qui m'a été communiquée par M. le docteur Cadier La voici :

OBSERVATION

S... Guillaume, âge 49 ans, profession, frotteur, a eu la syphilis il y a quelques années. Ses manifestations furent très régulières, chancre, éruption croûteuse du cuir chevelu, érythème papuleux de la peau et plaques muqueuses. En juillet 1881, perte de la voix.

Examen au laryngoscope — Eminences aryténoïdes rouges et œdématiées.

Cordes vocales légèrement rouges. Rougeur brique des bandes ventriculaires.

Aspect velvétique de l'espace interaryténoïdien.

Traitement à l'hydrargyre et à l'iodure potassium ; amélioration rapide.

Poumons... rien.

Nous ne trouvons aucune observation de cancer du larynx s'imposant pour de l'aspect velvétique. En effet, dans cette affection les tumeurs sont le plus ordinairement unilatérales et débutent souvent par une corde vocale. D'autrefois, c'est sur un cartilage aryténoïde qu'elles prennent naissance, de là elles envahissent la glotte inter-aryténoïdienne. Mais jamais on n'a vu le début de la tumeur dans l'espace occupé par l'aspect velvétique dans la phymie laryngée. De plus, ces tumeurs ne présentent pas ces prolongements caractéristiques pouvant être comparés à des dents, lorsqu'ils sont considérables, et à des brins de velours d'Utrech, quand ils sont légers.

Quant aux polypes on peut dire qu'ils ne prennent jamais naissance sur la face antérieure de la paroi postérieure du larynx. C'est sur les cordes vocales que le plus ordinairement on les voit se développer. Ce lieu n'est pas cependant le seul par lequel débute le polype. M. Fauvel a remarqué que le polype prend souvent naissance à la commissure antérieure. D'après lui, même, souvent le polype échappe à l'observateur, grâce à ce lieu d'élection souvent difficile à voir avec le laryngoscope.

L'affection dans laquelle, comme nous l'avons dit, on rencontre l'aspect velvétique, c'est la laryngite arthritique ou herpétique.

En 1872 Déele, dans sa thèse inaugurale, fait mention de cet aspect dans l'herpétisme et se base sur la difficulté de différentier les deux états velvétiques de la phymie et de l'herpétisme, pour ne pas faire de ce signe un signe certain de phymie laryngée.

« Nous avons rencontré l'aspect velvétique à son maximun, dit Isambert (1), chez des malades atteints d'eczéma cutané. »

Il cite à l'appui de son affirmation l'observation d'un avoué de province qui lui avait été adressé par Dumontpallier.

(1) Annales de laryngoscopie 1875.

Ce malade présentait des périodes de laryngite alternant tantôt avec des poussées d'eczema sur les jambes et sur le tronc, tantôt avec de l'albuminurie et un léger degré d'anasarque.

Ce malade présentait de l'aspect velvétique.

Cet exemple n'est pas le seul qui se soit présenté à l'observation du médecin de Lariboisière car il ajoute « : Aujourd'hui l'aspect velvétique proprement dit nous paraît plutôt propre aux herpétiques qu'aux phtisiques.

M. Cadier écrit que nous trouvons à la commissure postérieure chez les arthritiques un aspect particulier rencontré seulement dans la phymie laryngée, l'aspect velvétique.

Parmi les nombreuses observations d'arthritiques ou d'herpétiques que possède M. Cadier, il a bien voulu me pemettre d'en publier quelques-unes. J'y joindrai aussi une observation recueillie par moi, chez M. le docteur Fauvel.

OBSERVATION I

Gay Louise, âge 17 ans, pianiste. Père asthmatique, mère a eu une coxalgie.

La jeune fille a eu dans son enfance de l'impetigo. Elle a actuellement une kèrato-cojonctivite chronique. Elle a fréquemment du coryza et elle porte un eczéma du cuir chevelu.

Depuis 11 ans cette enfant a mal à la gorge. Elle a eu une angine strumeuse.

Le jour où elle se présente à la clinique, 8 septembre 1881, son appétit est bien diminué. Elle est bien réglée, mais perd une petite quantité de sang. Depuis plusieurs années elle s'enroue très-facilement.

Rien aux poumons.

Pharyngite sèche. Le laryngoscope montre de la rougeur des aryténoïdes. Les cordes vocales sont un peu rouges, dépolies et épaissies.

L'aspect velvétique est très manifeste dans l'espace interaryténoïdien.

OBSERVATION II

S. âge 45 ans, profession chantre.

Antécédents scrofuleux, alcoolisme, pituite tous les matins.

Attaques nombreuses de rhumatisme articulaire aigu.

Le malade a souvent des cauchemars, des insomnies. Il voit des animaux dont il a peur.

Ses urines sont très rouges et contiennent de nombreux dépôt d'urate.

Il est atteint d'extinction de voix et se présente à la clinique le 28 mars 1881.

A l'auscultation, emphysème.

L'examen du pharynx nous montre une rougeur uniforme et des granulations petites et très rouges.

Au laryngoscope rougeur légère des cordes vocales. Aspect velvétique, un peu d'épaississement de la membrane du tympan.

OBSERVATION III

Madame Lef.... âge 33 ans, se présente le 6 avril 1881, se plaignant d'une sensation de corps étranger dans le larynx. Cette personne a eu des douleurs de rhumatisme. Elle est atteinte de scoliose et a fréquemment du coryza.

Rien au poumon. Elle a une sensation de sécheresse de la gorge. Le pharynx présente une hypertrophie des glandes.

L'épiglotte est très rouge sur sa face postérieure.

On trouve à la commissure postérieure un peu d'aspect velvétique.

OBSERVATION IV

M. B. âge 33 ans, profession courtier à la bourse, se présente le 13 avril 1881 à la clinique de M. Cadier, porteur d'une laryngite.

Ses parents n'ont jamais eu de rhumatisme.

Lui a eu un chancre induré à l'âge de 20 ans. Une année ou deux après, il a eu des maux de gorge.

Avant 1870, il a eu deux attaques de rhumatisme articulaire.

Dans son adolescence était sujet à des migraines.

Ses urines sont très riches en urate.

Rien au poumon.

Pharynx — Aspect particulier, petites glandules développées sur un fond rouge.

Cordes vocales — perte du brillant, pas de rougeur. Aspect velvétique.

OBSERVATION V (Recueillie à la clinique de M. Schrœtter.)

M. F... âge 45 ans, prof. employé, se présente à la clinique, le 20 mars 1882, avec une gêne dans le larynx. La voix n'est pas voilée.

Le malade a souvent des attaques de rhumatisme aux genoux

et ses enfants ont eu des croûtes dans les cheveux. Il nie tout antécédent syphilitique.

Il présente une alopécie en cœur très caractéristique.

Rien aux poumons.

Au pharynx, aspect granuleux et sécheresse de la paroi postérieure.

Au larynx, pas d'autres lésions que l'aspect velvétique et une légère rougeur des aryténoïdes.

Si pour compléter nous nous adressons à la statistique voilà les résultats que nous obtiendrons. Sur 31 malades herpétiques ou arthritiques examinés dans un mois aux deux cliniques de MM. Fauvel et Cadier, l'aspect velvétique ne faisait défaut que deux fois.

Des faits assez concluants pemettent donc de voir que l'aspect velvétique n'est pas seulement le propre de la phymie du larynx, mais qu'on rencontre encore cet aspect dans deux diathèses dont les manifestations laryngées sont les mêmes, je dis l'arthritisme et l'herpétisme.

CHAPITRE III

**Existe-t-il des caractères différentiels
entre l'aspect velvétique de la phymie laryngée
et celui de l'arthritisme ?**

Nous trouvons chez les auteurs qui se sont occupés de ces deux affections une description des villosités dans l'un et l'autre cas.

Tous admettent une différence suivant la maladie phymie ou arthritisme dans cet état de la muqueuse interaryténoïdienne. Ils sont unanimes à affirmer que dans la majorité des cas, par le simple examen laryngoscopique, l'aspect velvétique de la phymie laryngée peut parfaitement être différencié de celui de l'arthritisme.

Dèele écrit que l'aspect velvétique dans la laryngite herpétique ne dépasse pas l'aspect du velours d'Utrecht. Tandis que dans la laryngite tuberculeuse on trouve des végétations papiliformes. Il va jusqu'à prétendre que quelquefois ces végétations peuvent s'imposer pour des polypes.

Dans le chapitre précédent nous avons entendu Isambert affirmer que l'aspect velvétique proprement dit, c'est-à-dire cette prolifération épithéliale exagérée par laquelle la surface de la muqueuse semble couverte de papilles allongées semblables à des brins de velours d'Utrecht, était plutôt propre aux herpétiques qu'aux phtisiques. Pour lui, chez les phymiques ce ne sont pas de fins prolongements pouvant être comparés à des brins de velours qui encombrent l'espace interaryténoïdien. Ce sont plutôt des aspérités grossières pédiculées. En un mot de véritables verrues. Chez les herpétiques au contraire les saillies sont plus fines et les papilles filiformes de l'aspect velvétique dans cette affection ressemblent tout à fait aux brins de velours d'Utrecht auxquels on les compare.

« Dans l'herpétisme, dit M. Pellan, (1) l'aspect velvétique diffère d'avec celui de la phymie laryngée. Il présente un plus petit grain et n'affecte jamais cet aspect polypiforme, caractéristique des végétations de la lésion tuberculeuse du larynx.

M. Cadier explique par l'étiologie de ces productions comme quoi le grain est plus gros dans l'aspect velvétique de la phymie laryngée que dans la lésion arthritique.

« L'aspect velvétique de la phtisie laryngée, dit-il,

(1) Thèse Paris 1878.

présente souvent l'aspect de petites verrues légèrement pédiculées. L'aspect velvétique de l'angine athritique est au contraire plus fin, et il se présente sous forme de petites élevures minces au sommet et à base plus large. Souvent cet aspect se présente sur toute la longueur de la commissure postérieure et dans quelques cas il est plus prononcé au voisinage des parties postérieures des cordes vocales. »

Cette différence entre les deux aspects velvétiques, phymique et arthritique est donc bien établie. Cependant il faut avouer que les caractères des villosités ne sont pas toujours parfaitement tranchés. L'appréciation alors peut présenter des difficultés sérieuses. C'est alors que les commémoratifs et les signes généraux deviennent d'un grand secours. Mais à défaut de ceux-ci, l'expectation ne tardera pas à montrer des phénomènes en faveur de l'une ou l'autre affection. Le plus ordinairement, si on se trouve en présence de l'aspect velvétique produit par phymie laryngée, on verra les villosités interaryténoïdiennes augmenter de volume et prendre les caractères signalés de l'aspect velvétique dans cette affection.

J'ai eu fréquemment l'occasion de vérifier les différences signalées par les auteurs entre les villosités arthritiques et phymiques.

Après avoir constaté l'aspect plus finement granuleux de l'athritisme, celui beaucoup plus gros de la phymie, il est un signe que j'ai remarqué souvent et que je n'ai trouvé décrit dans aucun ouvrage.

En examinant l'aspect velvétique chez des arthritiques, j'ai trouvé que, dans la majorité des cas, les petites élevures de l'espace interaryténoïdien semblent blanches à leur sommet. Elles présentent tout à fait l'aspect d'un tout petit bouton d'acné sous lequel se montre par transparence une goutelette de pus.

Ce signe n'existe jamais dans les villosités phymi-ques. Celles-ci sont plus accentuées, ressemblent à des dents de scie et ont le plus ordinairement une coloration rouge inflammatoire, ou rarement la coloration de la muqueuse normale.

De plus, dans la phymie laryngée, la base sur laquelle reposent les villosités est le plus ordinairement rouge et plus ou moins œdématiée.

Dans l'arthritisme, au contraire, l'espace interaryténoïdien duquel s'élève l'aspect velvétique est presque toujours normal, rarement rouge et jamais œdématiée.

On le voit, il existe des caractères bien tranchés entre l'aspect velvétique des deux diathèses arthritisme et phymie. Ces caractères nous pouvons les résumer en quelques mots dans le tableau suivant.

Aspect velvétique

	DANS LA PHYMIE LARINGÉE	DANS L'ARTHRITISME
BASE......	Rouge presque toujours œdématiée.	Le plus ordinairement normale, rarement rouge. Jamais œdématiée.
VÉGÉTATIONS	A gros grain, polypiforme ressemblant le plus ordinairement à des verrues ou à des dents de scie.	A grain très fin, papilles peu élevées, assez semblables aux brins de velours d'Utrecht.
COLORATION .	Le plus ordinairement rouges ou de la couleur de la muqueuse normale.	Blanchâtre. Souvent chaque élevure ressemble à un petit bouton d'acné sur lequel on voit par transparence une goutelette de pus.

A l'aide de ces signes, il sera le plus ordinairement facile de faire le diagnostic différentiel entre l'aspect velvétique de la phymie et celui de l'arthritisme, par le seul miroir laryngien.

Les laryngoscopistes de Vienne, et avec eux la plupart des Allemands, nient complètement l'existence de la laryngite herpétique et arthritique. Ils sont sur ce point en complet désaccord avec l'école française. Il serait trop long et tout à fait en dehors de mon sujet d'exposer les différentes raisons émises par l'une et l'autre école en faveur de l'existence ou de la non existence de ces lésions laryngées diathésiques, qu'il me suffise de citer ces différentes opinions comme mémoire. Pour ma part, les observations et les raisons de l'école française me semblent concluantes, je n'hésite pas à me ranger à son opinion et à admettre avec elle l'existence d'une laryngite arthritique ou herpétique.

CHAPITRE IV

Anatomie pathologique.

Ce point est incontestablement un des côtés les
plus délicats et les plus difficiles de la question.
Malheureusement on ne peut jusqu'ici que se livrer
à des conjectures et à des hypothèse sur la nature de
cet aspet velvétique interaryténoïdien. Nous n'avons
aucune observation d'autopsie pour nous donner la
solution de ce problème. Cette lacune s'explique
facilement. Si on réfléchit, en effet, que l'aspect
velvétique a disparu aux dernières périodes de la
phymie laryngée pour faire place à des ulcérations
multiples, et que la mort survient aux périodes ultimes de cette affection ; de plus, si on tient compte
que les quelques auteurs qui se sont occupés de
l'aspect velvétique étaient pour la plupart en dehors
des services hospitaliers, par suite n'avaient pas la

facilité de faire des recherches *post mortem*, on comprendra sans peine le silence qui règne autour de l'anatomie pathologique de cette lésion.

Isambert considère cette état velvétique de la muqueuse du larynx comme une prolifération épithéliale exagérée.

M. Pellan cherche à expliquer la formation de ces villosités.

Sont-ce les papilles du derme muqueux qui s'hypertrophient ? Ou bien ces végétations sont-elles dues à un gonflement des glandules de cette région avec hypersécrétion et oblitération de leur orifice ? Ou bien enfin sont-elles dues à des tubercules ? Voilà les questions que se pose cet auteur.

Pour lui c'est la première hypothèse qui semble la plus admissible. Il remarque, en effet, que l'aspect velvétique de la phymie semble être formé par de véritables prolongements de la muqueuse. En un mot qu'elles ressemblent à de vrais polypes.

« Quelle est la nature de ces villosités ? se demande M. le docteur Cadier. Sont-ce les papilles du derme qui s'hypertrophient ? Ou bien sont-elles dues à un gonflement des glandules de cette région avec hypersécrétion de la glande et oblitération de son orifice ? Ou bien encore sont-elles dues à la présence de granulations tuberculeuses ? Il y a là un desideratum que l'anatomie pathologique, difficile à faire à cette période, n'a pas encore rempli. » Puis il ajoute : « Je crois cependant que si chacune de ces trois hypothèses entre pour sa part dans la formation de l'aspect velvétique, les deux dernières en sont les causes les plus ordinaires dans la phymie laryngée. »

C'est grâce à cette étiologie que ce même auteur explique pourquoi le grain de l'aspect velvétique est plus gros dans la phtisie du larynx que dans la laryngite arthritique, dans laquelle lésion l'aspect velvétique serait le plus souvent occasionné par l'hypertrophie des papilles.

Cette opinion de M. Cadier, à laquelle on semble se ranger avec le plus de facilité, opinion reproduite d'ailleurs dans plusieurs travaux sur la phtisie laryngée, semble à priori très admissible et bien faite pour satisfaire l'esprit du chercheur, cependant elle n'est pas en tout point d'accord avec les théories anatomo-pathologiques.

Pour M. Cadier, en effet, deux causes peuvent concourir à la formation de l'aspect velvétique dans la phymie laryngée : 1º le gonflement des glandules de la région avec hypersecrétion de la glande et l'oblitération de son conduit ; 2º des granulations tuberculeuses. Voyons quelle part peut revenir à chacune de ces causes dans la formation de cet état particulier à la phymie du larynx.

D'après Rokitansky, dans la tuberculose, les glandules, au lieu de se comporter comme dans la laryngite glandulaire où elles augmentent de volume et voient leur conduit s'oblitérer, les glandules dis-je, sont d'emblée le siège d'un processus inflammatoire destructif. Leurs canaux au lieu de s'oblitérer, s'élargissent et laissent soudre du pus à la moindre pression. Les glandules finissent elles-mêmes par se détruire et il se forme des ulcérations.

Tel est, d'après le professeur allemand, le mode de formation des ulcères dans la phymie du larynx sans présence de tubercule.

On le voit, l'opinion première, émise par M. Cadier, ne peut subsister. En effet, comment expliquer l'aspect velvétique sans l'oblitération du conduit de ces glandes ? si nous voyons que les conduits glandulaires bien loin de s'oblitérer, s'élargissent dans la phtisie laryngée pour laisser rendre du pus à la moindre pression, nous restons en présence de la seconde opinion.

L'aspect velvétique peut-il être produit par des amas de granulation tuberculeuse ?

En soutenant l'affirmative nous ne serions pas en contradiction avec l'opinion de la plupart des histologistes de nos jours, qui admettent très-bien la présence des granulations tuberculeuse dans l'infundibulum laryngien. Nous sommes loin de l'opinion de Louis soutenant qu'il n'y a jamais de tubercules dans le larynx et que les ulcérations concentrées dans cet organe pendant le cours de la phymie laryngée sont dues à des crachats qui par un contact sur la muqueuse produisent une inflammation cause de ce travail ulcératif. Cette théorie combattue par MM. Vulpian en France et Virchow en Allemagne a fini par céder, et de nos jours la question des granulations tuberculeuses dans le larynx est à tout jamais tranchée en faveur de l'affirmation. Reinfleich, Monneret et Fleury ont soutenu l'opinion de Louis. Pour Andral le tubercule peut exister dans le larynx, mais cet auteur ne l'admet que consécutif à l'alteration des bronches et des poumons. Toujours est-il qu'il avoue cependant que fréquemment chez les phtisiques on trouve la muqueuse du larynx soulevée en divers points de son étendue par des petits corps arrondis nommés tubercules.

Niemeyer reconnaît dans le larynx l'existence de tubercules qui laissent après eux des ulcérations. Behier a montré à la clinique médicale de l'Hôtel-Dieu bon nombre de préparations micrographiques concluantes en faveur de la présence de tubercules dans l'infundibulum laryngien. Déjà en 1837, Trousseau et Belloc se demandaient si la laryngite des phtisiques ne serait pas produite par des tubercules laryngés. Ils ajoutent que jamais les ulcérations du larynx chez les phymiques ne présentent la moindre trace de matière tuberculeuse. M. Barth à son cours présente des petits amas de matière tuberculeuse recueillies dans un larynx de phymique.

L'opinion de Rokitansky vient donner une force de plus à l'idée émise de considérer l'aspect velvétique des tuberculeux comme un amas de granulations.

« Le tubercule, dit-il, est très fréquent dans les voies aériennes, et il existe tantôt dans le larynx, tantôt dans les bronches.

Dans le larynx il siège sur la muqueuse de la paroi postérieure de cet organe, muqueuse qui recouvre les muscles transverses, (aryténoïdien) ce n'est que par exception qu'on le trouve en un autre point. » Or ce lieu d'élection est précisément le même où nous avons signalé l'aspect velvétique dans la phtisie laryngée.

Gunbourg 1856 admet complètement les idées de Rokitansky. D'après Heulé (1) et Vogel (2) les tubercules dans le larynx se rencontrent tantôt sous forme de granulation faisant à la surface de la muqueuse un léger relief, tantôt sous forme d'ulcération.

MM. Herard et Cornil signalent des nodosités et des masses de tubercule entre les cartilages aryténoïdes.

Lorsqu'on incise les granulations du larynx elles présentent un tissu gris presque toujours jaunâtre à leur centre, disent MM. Peter et Khrisaber dans leur article du dictionnaire encyclopédique. Sur des sections minces perpendiculaires à la surface de la muqueuse, examinées au microscope, on reconnaît tous les caractères des granulations tuberculeuses. Leur masse sphérique est composée de petits éléments embryonnaires très-serrés les uns contre les autres et agglutinés par une matière amorphe. Au centre de la granulation ces éléments sont atrophiés, ratatinés et contiennent des granulations graisseuses et protéiques, très fines. Les vaisseaux sanguins quelquefois injectés à leur pourtour sont oblitérés au centre de la granulation. » Pour ces Messieurs les tubercules se développent dans la partie la plus superficielle du chorion muqueux. Bientôt l'épithélium tombe ; les éléments du tubercule s'atrophient et on a une ulcération.

Pour Virchow le larynx est à recommander à tous ceux qui veulent étudier le véritable tubercule.

(1) *Bildung der Schleime und Blutkœrper, I journal Hufeland.*
(2) *Ueber Eiterung.* 1838,

Franckel, avant toute apparition de phénomènes laryngoscopique constate un relâchement des muscles constricteurs de la glotte dans la phymie laryngée. Il trouve dans ces muscles des dépôts blanchâtres et graisseux. Dépôts qui ne sont autre chose que du tubercule.

En présence de l'opinion générale, attestant la présence du tubercule dans le larynx dans le cours de la phymie laryngée, frappés de plus du lieu d'élection fixé pour le tubercule dans l'espace inter-aryténoïdien par le plus grand nombre des auteurs précités, il nous semble logique d'émettre l'opinion soutenue déjà par M. Cadier, à savoir que l'aspect velvétique de la phymie laryngée est produit par des amas de granulations tuberculeuses.

Quant à l'opinion soutenue par M. Pellan, opinion d'après laquelle les villosités interayténoïdiennes de la phymie seraient dues à une hypertrophie des papilles, il suffit d'examiner la marche des villosités pour la rejeter tout à fait. Nous voyons en effet les villosités s'accroître peu à peu puis s'ulcérer et disparaître par le fait même de cette ulcération. Avec l'hypertrophie des papilles admise comme cause productrice de l'aspect velvétique dans la tuberculose laryngée, nous demanderons à M. Pellan par quel processus il explique l'ulcération et la disparition de ces papilles hypertrophiées, dans les dernières périodes de l'affection qui nous occupe.

CONCLUSIONS

Répondant aux questions posées au début de ce travail :

1° L'aspect velvétique de l'espace interaryténoïdien existe-t-il toujours dans la phtisie laryngée ?

2° Cet aspect velvétique n'existe-t-il que dans la phymie laryngée ?

3° Existe-t-il des caractères différentiels entre l'aspect velvétique de la phymie laryngée et celui de l'arthritisme ?

Nous avons vu, en nous basant sur des observations multiples et sur la statistique :

1° Qu'on rencontre presque toujours dans la phymie laryngée un aspect particulier de l'espace interaryténoïdien décrit sous le nom d'aspect velvétique.

2° Que ce même aspect se rencontre aussi presque constamment dans une autre affection, l'herpétisme ou l'arthritisme, diathèses produisant une seule et même affection laryngée.

3° Enfin qu'il existe des signes assez nombreux, permettant de reconnaître, à l'aide du miroir laryngien, à laquelle de ces affections appartient l'aspect velvétique.

Examinant ensuite quelle pouvait être la cause productrice de cet aspect particulier dans la phymie, nous avons vu qu'elle ne pourrait être produite ni par une hypertrophie des papilles, ni par un gonflement des glandules de la région avec hypersécrétion des glandes et oblitération de leurs canaux; qu'en un mot cet aspect velvétique était dû à des amas de granulations tuberculeuses.

Par suite, il nous est permis de conclure que, dans la majorité des cas, l'aspect velvétique de l'espace interaryténoïdien, pouvant parfaitement être différencié d'avec ce même aspect trouvé dans l'herpétisme ou arthritisme, l'aspect velvétique, dis-je, est un signe aussi certain de la phtisie laryngée que les craquements le sont de la phymie pulmonaire.

7601 — Imp. WALTENER ET Cⁱᵉ; rue Belle-Cordière, 14. — Lyon.

www.ingramcontent.com/pod-product-compliance
Ingram Content Group UK Ltd.
Pitfield, Milton Keynes, MK11 3LW, UK
UKHW020030080726
13614UKWH00004B/1675